INSTRUCTION

POUR LE

TRAITEMENT PAR L'HYPÉRÉMIE

Du Privat Docent Docteur SCHMIEDEN

CHIRURGIEN EN CHEF

De la Clinique de l'Université de Bonn

Traduit de l'allemand par Mme FORTOUL

Infirmière de la Croix-Rouge

Préface de M. le Dr TUFFIER

PROFESSEUR AGRÉGÉ A LA FACULTÉ DE MÉDECINE

CHIRURGIEN DE L'HOPITAL BEAUJON

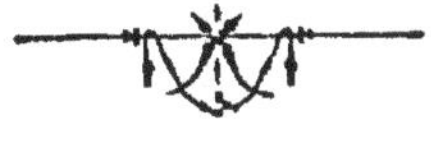

PARIS

VIGOT FRÈRES, ÉDITEURS

23, PLACE DE L'ÉCOLE-DE-MÉDECINE, 23

—

1907

Prix : 1 fr. 25.

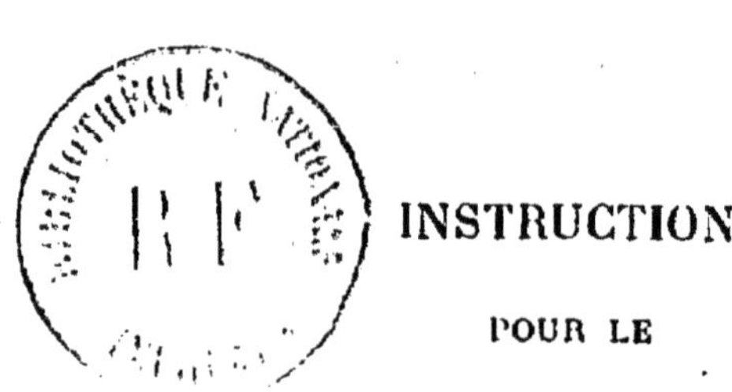

INSTRUCTION

POUR LE

TRAITEMENT PAR L'HYPÉRÉMIE

INSTRUCTION

POUR LE

TRAITEMENT PAR L'HYPÉRÉMIE

Du Privat Docent Docteur **SCHMIEDEN**

CHIRURGIEN EN CHEF

De la Clinique de l'Université de Bonn

Traduit de l'allemand par Mme FORTOUL

Infirmière de la Croix-Rouge

Préface de M. le Dr TUFFIER

PROFESSEUR AGRÉGÉ A LA FACULTÉ DE MÉDECINE

CHIRURGIEN DE L'HOPITAL BEAUJON

PARIS

VIGOT FRÈRES, ÉDITEURS

23, PLACE DE L'ÉCOLE-DE-MÉDECINE, 23

—

1907

PRÉFACE

Dès son apparition, la « Méthode de Bier » a attiré l'intérêt du corps médical allemand ; on l'a qualifiée « le plus grand progrès qu'ait fait la thérapeutique chirurgicale depuis Lister ». Elle est la synthèse d'un ensemble de procédés qui ont tous un but commum : déterminer dans la région malade, une des manifestations de défense les plus fréquentes de l'organisme, la congestion, et aider à la guérison par cette congestion artificiellement provoquée.

Dans son pays d'origine, elle a été appliquée, peut-être avec excès, à presque toutes les affections connues, depuis la tuberculose et les furoncles, les abcès et les panaris, jusqu'aux métrites, uréthrites et coryzas. ulcères de jambes et pseudarthroses. Je ne l'ai pour ma part, soumise, à l'heure actuelle, qu'au seul criterium des infections aiguës des membres (squelette excepté).

La « Méthode de Bier » commence à se généraliser parmi nous ; la littérature médicale française s'y est intéressée ; de nombreux articles paraissent ; les uns sont trop complexes ou tendent à modifier, selon les préfé-

rences personnelles de leurs auteurs, la technique du Professeur de Bonn ; les autres signalent des insuccès.

Quand j'ai employé la méthode en Juillet 1906, sans données très précises, j'ai eu des résultats contradictoires que j'attribue à une application imparfaite. Depuis cette époque, mon élève, M. le Docteur Durey, est allé pendant quelques semaines à Bonn étudier chez le Professeur Bier, lui-même, les procédés de sa technique.

Ces procédés ont entre eux d'assez profondes dissemblances ; tantôt on provoque une Hypérémie veineuse, tantôt une Hypérémie artérielle ; aussi les moyens employés pour y atteindre varient-ils entre :

La ligature élastique d'un membre.
L'aspiration au moyen de ventouses.
L'action de l'air surchauffé.

Si l'on veut expérimenter une méthode, on doit se conformer scrupuleusement aux procédés adoptés par l'inventeur, sans changer le moindre détail de sa technique. Sous cette condition seule, les résultats seront concluants et pourront être jugés de bonne foi. Après sept mois de pratique continue dans mon service, je constate que cette méthode simplifie les pansements, amène des guérisons rapides. Elle sera donc :

Avantageuse *à employer dans les milieux ruraux et ouvriers : Panaris, Phlegmons, sont l'apanage des accidents du travail.*

Précieuse peut-être dans la chirurgie de guerre. *Les rapports des chirurgiens d'armée dans la dernière campagne russo-japonaise prouvent qu'après un premier pansement d'urgence, le blessé devra être évacué le plus rapidement possible dans un hôpital de territoire où il sera opéré. Posée à la racine du membre blessé, la simple bande de caoutchouc amènera la sédation de la douleur ; appliquée à titre préventif, elle combattra l'infection menaçante.*

ÉCONOMIQUE *pour l'Assistance, puisque le pansement protecteur se compose de pièces simplement aseptiques.*

Dans l'intérêt de mes confrères, non familiarisés avec la technique de la « MÉTHODE DE BIER *» et désireux d'arriver aux résultats que j'ai obtenus dans mon service, je crois devoir approuver la traduction et aider à la vulgarisation de ce «* MANUEL D'APPLICATION PRATIQUE DE L'HYPÉRÉMIE *», traduit par Mme Fortoul, infirmière de la Croix Rouge, attachée à mon service.*

L'auteur de ce manuel, M. le Docteur Schmieden, chirurgien en chef de la clinique de l'Université de Bonn, y prévoit tous les cas susceptibles d'être traités par l'Hypérémie ; il la rend facilement applicable et explique simplement, clairement la méthode de son Maître.

TUFFIER.

INSTRUCTION

POUR LE

TRAITEMENT PAR L'HYPÉRÉMIE

CHAPITRE PREMIER

Le traitement par l'Hypérémie s'effectue pratiquement de trois manières :

1. — Avec la bande compressive.
2. — Avec les appareils d'aspiration.
3. — Par la chaleur à l'aide de l'air chaud.

APPLICATION DE LA BANDE COMPRESSIVE

Il faut obtenir, à l'aide de la bande compressive, un ralentissement du courant veineux, afin que, par suite de ce ralentissement, les tissus de l'extrémité ligaturée deviennent plus riches en sang.

On serrera la bande compressive de façon à ne modifier, ni la circulation, ni le pouls ; le pouls artériel doit toujours être senti distinctement. Le flux veineux sera donc seulement ralenti, non interrompu, car des troubles de nutrition, consécutifs à cette interruption, pourraient survenir.

Chaleur. — Si on se conforme à ces instructions, non seulement le membre ligaturé reste chaud, mais il devient plus chaud qu'avant, sa température dépasse celle de l'autre jambe ou de l'autre bras.

Entourée par la bande compressive, une extrémité saine n'offre qu'une légère élévation de température; par contre, tout tissu enflammé, soumis à ce traitement exactement appliqué, devient très chaud, très hypérémié; dans les inflammations suppurées, on devra obtenir une couleur très rouge des tissus, ainsi qu'un œdème chaud.

Tel est le but à atteindre par le traitement de la bande compressive : obtenir une hypérémie chaude, plus ou moins intense, selon le cas traité. — En plus de cette indispensable élévation de la température, la seconde et importante condition de l'hypérémie est qu'elle ne doit pas amener d'impression pénible.

Le membre ligaturé ne ressentira aucune sensation d'engourdissement ou de froid; il n'éprouvera ni douleur, ni augmentation de souffrances déjà existantes, soit à la place de la bande compressive, soit à la périphérie ; tout au contraire, la douleur, dans les tissus malades, doit diminuer.

On aura la preuve d'une bonne application de l'Hypérémie quand, par exemple, une heure ou une demi-heure après la pose de la bande, des articulations douloureuses pourront bouger activement ou être remuées passivement.

Le débutant fera bien, pendant ses essais, de se conformer à ces prescriptions.

Couleur. — L'extrémité soumise au traitement de la bande compressive, prendra une teinte rouge bleu, jamais pâle ; dans les cas aigus, elle atteindra au rouge foncé. Jamais, ni hémorragies de la peau, ni taches rouges, deux signes de trop forte compression, ne devront survenir.

Œdème. — Au bout d'un certain temps de striction, l'œdème se produit. Pendant les heures de suppression de la bande, grâce à une position élevée ou suspendue du membre, il diminue et doit en principe, avoir disparu avant la reprise du traitement. Cette disparition ne sera pas obtenue complètement dans les cas aigus, si la bande n'est enlevée que 2 heures sur 22 heures.

TECHNIQUE DE LA POSE DE LA BANDE DE CAOUTCHOUC

On ligature le membre avec une bande de caoutchouc mou, large de 6 cent., placée d'une façon circulaire à une certaine distance du foyer de la maladie. Ex : Pour les phlegmons de la main, on pose la bande à la partie supérieure du bras.

Dans la périphérie du foyer de la maladie, le membre n'a pas besoin d'être enveloppé : (La formation de varices par la ligature de l'articulation du genou n'est pas à craindre).

On change autant que possible la bande compressive de place, on la roule sans plis, sur une assez grande largeur et non en seul tour circulaire. Rarement une doublure de flanelle est nécessaire, on ne l'emploie que pour les épidermes très sensibles. — Roulée 6 ou 8 fois autour de l'extrémité du membre, la bande est arrêtée avec une épingle de sûreté.

Pendant que la bande compressive agit, on observe si elle amène une Hypérémie chaude, indolore, visible, sans quoi la bande est ôtée et posée d'une façon plus large ou plus serrée. — Le débutant ne trouve pas facilement le degré exact de striction ; il doit persévérer sans se décourager, car il l'obtiendra sûrement. Le malade avertira de la moindre fatigue ressentie.

Durée de la ligature. — Après quelques applications de la bande compressive, les malades apprennent à observer les phénomènes principaux, amenés par la ligature qui est généralement laissée d'autant plus longtemps que le cas est aigu. (On ira jusqu'à 22 heures).

La tuberculose ne sera traitée avec la bande qu'une ou deux heures ; dans les plaies existantes ou dans les fistules, on ôtera le pansement pendant le temps de la striction, afin que rien ne comprime la plaie. On enveloppe l'extrémité avec une servielle ou un pansement très lâche.

TRAITEMENT DE L'ÉPAULE, DU TESTICULE, DE LA TÊTE, PAR LA BANDE COMPRESSIVE

Le traitement par la bande compressive de : l'*épaule*, du *testicule*, de la *tête*, demande une technique particulière.

Épaule. — L'épaule est ligaturée le mieux à l'aide d'un tube de caoutchouc, très épais, en forme d'anneau qui est cousu dans un feutre mou ; ce tube de caoutchouc sera juste assez long pour être serré autour de l'articulation de l'épaule. Deux lacs, un en avant, l'autre en arrière, réunis dans le creux de l'aisselle, empêchent que le tube ne glisse de l'épaule ainsi ligaturée. — Ce traitement de l'épaule est difficile à faire et demande un soin spécial, car la place de la bande ne peut être changée ; c'est pourquoi on ne l'applique jamais pendant une longue suite d'heures, sans interrompre le traitement par un temps de repos.

TESTICULE. — Le testicule est ligaturé avec un lien de caoutchouc mou qui est doublé de feutre ou de ouate ; on tourne le lien une fois, d'une façon serrée, autour de la racine du scrotum et on le fixe avec une pince. La technique, dans ce cas, est facile à suivre ; elle devra donner une hypérémie chaude, avec absence de douleur et sans aucune sensation pénible.

TÊTE. — Pour la ligature de la tête, on emploie un lien de caoutchouc de 2 cm., tissé, ayant l'aspect d'une jarretière très souple. On le pose à moitié du larynx, autour du cou. Comme fermeture, il y a un crochet et des anneaux très rapprochés, afin de pouvoir serrer ou élargir la bande. Ainsi ligaturée, la tête semble l'objet d'une apparente congestion ; une application plus prolongée de la bande, fait apparaître l'œdème de la face ; mais, sauf une certaine gêne, le malade n'éprouve aucun malaise, il peut manger et dormir avec la bande. Dans la région de la jugulaire, on met, de chaque côté, sous le lien de caoutchouc, un morceau de feutre mou, roulé en pelote.

Les foyers inflammatoires bien localisés de la tête, les mastoïdites, par exemple, sont beaucoup plus nettement influencés que les inflammations des autres parties molles.

Dans l'artériosclérose, la plus grande prudence est recommandée.

TRAITEMENT DE L'HYPÉRÉMIE PAR LES APPAREILS D'ASPIRATION

L'hypérémie par l'aspiration est obtenue de la façon la plus pratique au moyen de ventouses de verre, de différentes formes.

Ventouse. — La ventouse appropriée au divers contours du corps, s'applique fortement à la peau par la raréfaction de l'air, cela grâce à l'action d'une poire de caoutchouc ou d'une pompe aspiratrice.

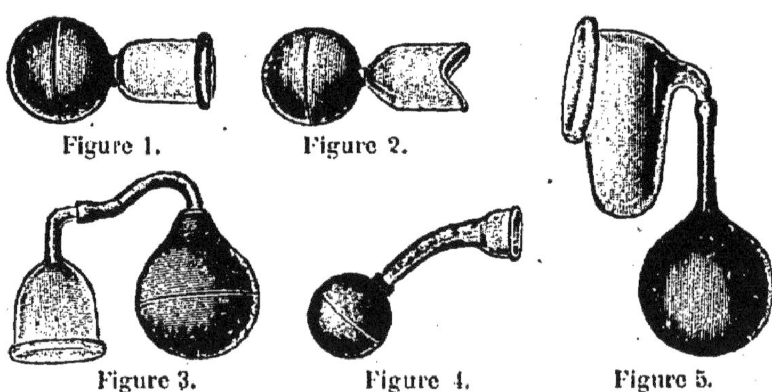

Figure 1. Figure 2. Figure 3. Figure 4. Figure 5.

Les petites ventouses sont toujours posées à l'aide de poires de caoutchouc fixées, soit directement sur le verre (fig. 1), soit attachées sur le verre (fig. 3, 4), par un tuyau. Comme les ventouses sont souvent posées sur des plaies suppurantes, on donne aux plus grandes une forme de soulier (figure ci-contre 5) afin que le pus se rassemble en un seul endroit ; pour les parties inégales du corps, il existe des verres à bords irréguliers (Fig. 2); le bord ne doit jamais être coupant, afin de ne pas blesser pendant l'aspiration. L'application du verre est rendue facile en enduisant le bord de la ventouse avec un corps gras.

Pour les grandes ventouses, on emploie, à la place de la poire de caoutchouc une pompe aspiratrice qui, lentement, en plusieurs aspirations, raréfie l'air et permet de mieux régler l'aspiration. Il serait tout-à-fait fautif d'admettre, que plus celle-ci est forte, plus elle est longue, d'autant meilleur est son effet.

La ventouse doit produire une hypérémie sans douleur et d'une couleur rouge bleu, jamais d'un bleu foncé, ni livide; cela indiquerait une suppression de circulation.

La ventouse adhère fortement et les parties molles se soulèvent modérément. — Posée ainsi, elle aspire les sécrétions des fistules.

Durée de l'aspiration. — Les ventouses restent adhérentes pendant cinq minutes et sont ensuite enlevées, en pressant sur la poire, ce qui n'occasionnera aucune douleur ; on arrête le traitement 3 minutes, puis on le reprend.

En tout, le traitement journalier dure trois quarts d'heure.

Avant d'aspirer les furoncles et les fistules, on enduit les alentours du siège de l'affection d'un corps gras qui empêche le processus infectieux d'essaimer.

Après la séance, ce corps gras sera nettoyé avec de la benzine.

Désinfection des ventouses. — Salies par le pus, les ventouses, après chaque emploi, seront bouillies avec un soin minutieux, puis plongées dans une solution de sublimé. — Pendant la désinfection, on sépare les ballons ou poires de caoutchouc de la ventouse : ils supportent mal l'ébullition et, d'ailleurs, ne doivent jamais entrer en contact avec le pus.

En observant ces indications, l'emploi des ventouses s'apprend facilement et est très utile ; il évite les incisions douloureuses et permet de se borner à de petites ponctions.

Les images suivantes représentent quelques types de verres aspirateurs.

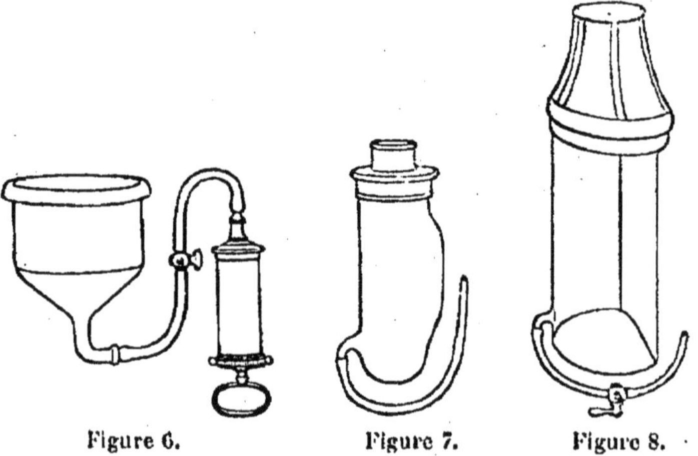

Figure 6. Figure 7. Figure 8.

Pose des ventouses. — La figure 6 est une ventouse pour la mastite ; les verres destinés à un doigt seul (Fig. 7) ou à la main tout entière (Fig. 8), ont des fermetures en caoutchouc, sortes de manchettes par lesquelles on introduit le membre. Ces manchettes sont étroitement appliquées au bras et à la jambe par un lien de caoutchouc ; il est de toute importance que l'Hypérémie ne provienne pas de la pression de la manchette, mais de la raréfaction de la pression atmosphérique. Si l'on pose, par exemple, un verre aspirateur du doigt (Fig. 7) avec une manchette trop étroite, la sensation douloureuse de pression apparaît comme signe d'une fausse technique.

Pour faire adhérer au doigt le verre aspirateur, on emploie de préférence de larges doigtiers de caoutchouc dont on applique l'ouverture sur le verre, puis on coupe plus ou moins la pointe de l'extrémité et on y introduit le doigt.

Pendant l'emploi de tout appareil aspirateur, le malade doit toujours avoir le sentiment d'une circulation accélérée, avec une impression de chaleur, mais sans douleur, ni engourdissement.

En même temps que l'Hypérémie, on apprend très rapidement à se servir de l'action mécanique des verres aspirateurs pour l'évacuation du pus.

Effets produits. — Cette action mécanique des plus grands verres aspirateurs, est employée dans un but orthopédique.

Elle produira des effets : *calmants* pour la douleur, *utiles* pour la résorption, *mortels* pour les bactéries, qui permettront de mobiliser avec une facilité étonnante les articulations ankylosées et cela par l'aspiration des parties molles exercée au moyen du vide ambiant.

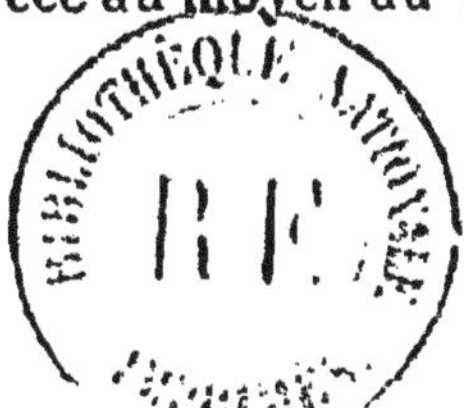

Voici un type de ces appareils (Fig. 9) qui représente la flexion passive des doigts et du poignet.

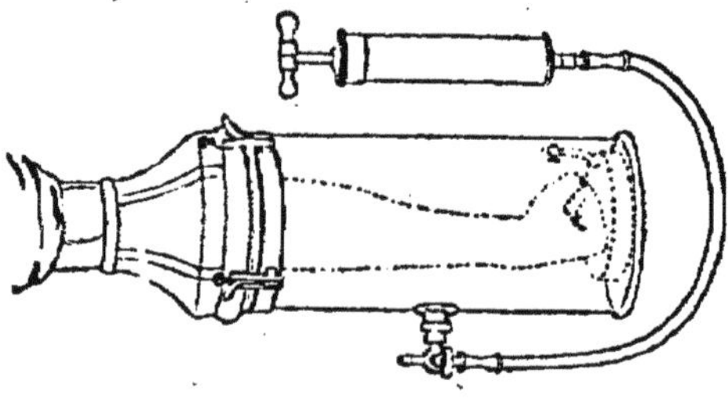

Figure 9.

L'application de ces appareils aspirateurs orthopédiques donne l'hypérémie lénitive qui facilite la mobilisation sans douleur des ankyloses. Dans l'intérieur de ces appareils, on a ménagé des points d'appui mous, coussins ou coussinets de caoutchouc faciles à gonfler. — Ces appareils sont employés pendant environ 30 minutes, avec des repos réguliers de 5 en 5 minutes.

BOITE A AIR CHAUD. — L'application principale de cette hypérémie se fait à l'aide d'une boîte à air chaud ; cette boîte, en bois, est carrée ; elle a un couvercle, une

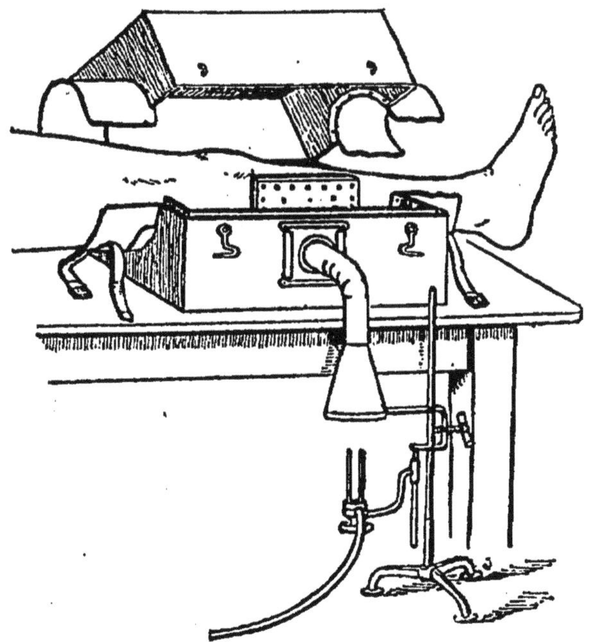

Figure 10.

sorte de cheminée et une ou deux ouvertures, servant à l'introduction de l'extrémité d'un membre (fig. 10).

Le membre, passant d'abord par une manchette très large en feutre, est introduit dans l'intérieur de la boîte, posé sur une planche qui le surélève et facilite la circulation de l'air chaud. Le couvercle possède une ouverture, grâce à laquelle on maintient un courant d'air et non une chaleur stagnante ; ainsi la température est réglée et la sueur s'évapore. Un thermomètre placé au-dessus de l'ouverture, indique constamment les degrés de chaleur obtenus.

On construit ces boîtes avec du bois très sec (aune ou peuplier) pour que la chaleur ne fasse pas couler de résine. L'intérieur de cette boîte sera imbibée de silicate et l'extérieur recouvert d'une toile également silicatée.

On introduit la cheminée de tôle dans son embouchure. Sous cette cheminée s'allume une flamme de gaz ou d'alcool facilement réglée.

Technique. — Pour appliquer la technique de l'hypérémie par l'air chaud, deux personnes sont nécessaires ; on insère soigneusement le membre dans l'appareil, le reste du corps est placé dans une position aisée, la flamme est maintenue basse tout d'abord et augmentée peu à peu. On veille à ce que le gaz n'entre pas dans la boîte avant que la flamme soit allumée (ceci pour éviter une explosion). Le développement de la chaleur sera lent et réglé :

1° Par la diminution de la flamme.

2° En baissant la lampe elle-même.

3° En éloignant la cheminée de l'embouchure.

Chaleur. — On obtient ainsi jusqu'à 120 degrés de chaleur centigrade qu'il ne faut jamais dépasser et dont l'action paraîtra toujours agréable, jamais pénible. — Il est important que les débutants sachent que cette hypérémie active diminue tellement la sensation de douleur, que des brûlures du second degré (phlyctènes) se produisent et sont constatées seulement après la séance. Comme dans toute méthode par l'hypérémie, on se gardera de suivre cette maxime : « Beaucoup sert beaucoup ». Si la température de la boîte à air chaud donne une sensation pénible à l'extrémité des doigts de pied, on couvre ceux-ci avec un bonnet de feutre ou de ouate allant jusqu'au milieu du pied.

La séance de chaleur dure sans interruption de 3/4 d'heure à une heure et n'a lieu qu'une fois par jour. Chaque articulation demande une séance particulière.

Quand on a obtenu le maximum de la chaleur prescrite, on le maintient soigneusement ; le malade apprend très vite à le reconnaître.

Il faut abréger les séances ou les supprimer durant quelques jours de la semaine, si le malade devient nerveux, ou manque de sommeil. Les personnes faibles se reposeront après les séances.

Les boîtes à air chaud n'auront jamais de trop petites dimensions, la chaleur s'y maintiendrait irrégulièrement. Les boîtes servant à tout usage n'ont pas grande valeur, aussi existe-t-il des formes spéciales pour les différentes parties du corps : la main, le coude, le bras, le pied, le genou, les hanches, le dos, etc..

Reins. — Pour le lumbago, la boîte présente la forme très commode d'une chaise avec un dossier à coupe ovale. (Fig 11).

Épaule. — La boîte d'épaules, très employée pour les gens souffrant de rhumatismes, s'accroche au mur. Elle

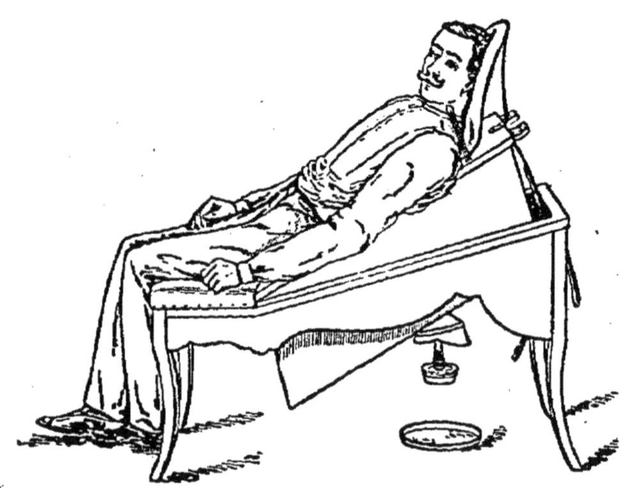

Figure 11.

comporte une partie ressemblant à une manche et qui s'adapte au contour de l'épaule (Fig. 12).

Sciatique. — La douche d'air chaud produit une action très calmante et est appliquée contre les névralgies.

Ce courant d'air chaud peut être combiné avec le massage. Nous donnons un type de cheminée à air chaud munie d'une articulation mobile utilisée dans la sciatique (Fig. 13). La même cheminée, munie d'une pointe très fine sert également pour les névralgies du trijumeau. Dans les hôpitaux, de très bonnes douches d'air sont chauffées à l'électricité.

La principale règle de cette application sera de ne

jamais faire monter la chaleur jusqu'à ce qu'elle produise une sensation pénible. — Le malade, en donnant

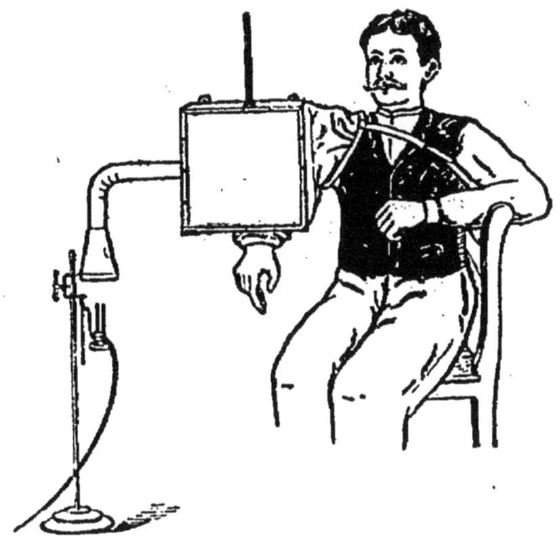

Figure 12.

à la pointe de la lance un mouvement de va-et-vient de

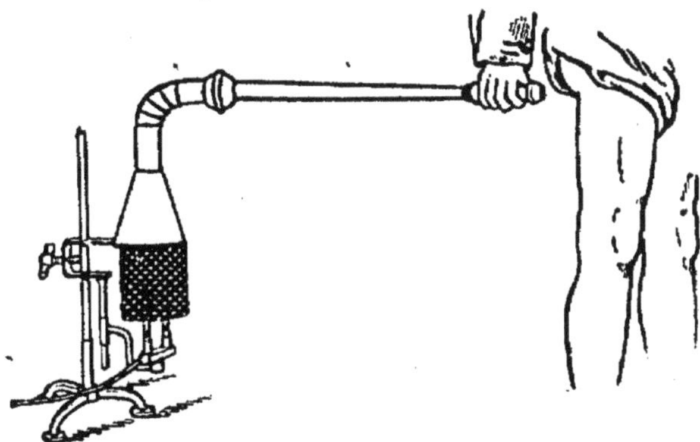

Figure 13.

plus en plus rapproché du foyer de la souffrance, couvrira les points douloureux avec de l'air chaud à température croissante. On obtient le meilleur résultat lorsque le malade dirige lui-même l'appareil. La séance dure une demi-heure.

Une température qui monte lentement est supportée à un degré élevé sans produire de douleur ; naturellement, tout traitement doit être prescrit selon chaque cas individuel.

CHAPITRE II

Exemples spéciaux de l'application de l'hypérémie.

SUPPURATIONS AIGUES

Dans les suppurations aiguës, les effets de l'hypérémie sont d'autant plus efficaces que la méthode est appliquée plus promptement ; chaque heure gagnée hâte la guérison. Si le médecin peut faire comprendre aux malades qu'ils doivent l'aviser de suite de toute affection inflammatoire, on conseillera au débutant de prendre justement pour ses premières expériences pratiques ces cas récents. Il verra qu'il est possible d'arrêter les suppurations aiguës commençantes, quand l'hypérémie aspiratrice est conduite avec une exacte technique. Il suivra la méthode avec le plus grand soin et la plus grande attention.

Méthode. — Si le malade n'est pas soigné à l'hôpital, il devra, ainsi que son entourage, être instruit des choses principales et importantes du traitement, entre autres que l'hypérémie doit être *chaude* et *sans douleurs*.

Incision. — Dans les cas de suppurations, le médecin posera lui-même la bande dont il observera l'action.

Tout abcès en formation, fluctuant, sera ouvert immédiatement par une PETITE *ponction*, sous anesthésie au chloréthyl.

La règle de l'ouverture des collections aiguës de pus ne subit aucun changement ; seules, la grandeur de l'incision et les suites de leur traitement, sont modifiées ; ces incisions ou ponctions auront une dimension de 1 à 2 centimètres, tout juste assez grandes pour que le pus s'écoule, et on n'agrandira la ponction que dans les cas de suppurations profondes.

Dans le traitement post-opératoire, on évitera l'emploi des drains et des mèches ; tous les anciens traitements seront inutiles quand, le pus étant vidé, on appliquera une bonne hypérémie (la température sera soigneusement observée).

ARTICULATIONS

Les articulations infectées d'une façon aiguë sont traitées journellement de 20 à 22 heures avec la bande compressive ; entre temps on fera pendant 2 ou 4 heures l'élévation du membre pour aider à la disparition de l'œdème. Dans les cas aigus, l'œdème se produit très vite et la violence de la douleur cède. Quand on craint un épanchement dans l'articulation, on fait une ponction exploratrice. Le contenu suppuré est totalement enlevé avec un trocart, et on lave avec du serum artificiel. — Ces évacuations peuvent être renouvelées. — Sous l'influence de l'hypérémie compressive, un épanchement séreux, louche, se montre après quelques jours et indique de l'amélioration. — Les articulations ne sont jamais drainées, jamais largement incisées, ni tamponnées.

Les lésions ouvertes des articulations sont pansées aseptiquement. Pendant l'hypérémie compressive, *le pansement doit rester très lâche.* Une compression suivie donne parfois une énorme sécrétion.

Les articulations ne sont pas soutenues par des éclisses ou bandes durcies, mais commodément appuyées par des coussins, etc ; dès que la diminution de la douleur permet les mouvements, on ordonne des mouvements passifs et actifs, pour éviter l'ankylose, mais seulement si cette manœuvre ne provoque pas de douleurs considérables. Les mouvements brusques sont nuisibles. Dans la période de décroissance de l'œdème, pendant le temps d'arrêt de la striction, on perçoit les collections suppurées ; les abcès seront ouverts, car il ne devra jamais y avoir de rétention de pus. On traitera les fistules et incisions avec la ventouse, chaque jour 3/4 d'heure, jusqu'à ce que la sécrétion ne soit plus que de la sérosité. En cas de fièvre persistante, on fera l'examen de tout le corps.

L'enflure des ganglions lympathiques reste sans traitement, sauf, quand ceux-ci doivent suppurer. Après la chute de la fièvre, on diminue le nombre d'heures de la striction. — Aussi longtemps que des retours de la maladie sont à craindre, on continue la ligature quelques heures journellement ; l'interrompre trop tôt ou trop brusquement, occasionnerait des rechutes.

ARTHRITE GONORRHÉIQUE

Traitement comme dans les autres infections de l'articulation. L'action apaisante de l'hypérémie est ici particulièrement remarquable. Pas de pansements fixes; des mouvements précoces sont ordonnés d'urgence ; seule l'hypérémie chaude agit. Tous les caractères de l'inflammation, sauf celui de la douleur, doivent devenir plus intenses, au début du traitement. Ici également, il est recommandé de ne pas ligaturer trop près du foyer de l'inflammation et de changer la place de la striction. Les formes suraiguës sont toutes traitées de même, avec un nombre d'heures plus ou moins long. S'il subsiste des ankyloses, on emploie, quand l'inflammation a disparu, le traitement par la boîte à air chaud ou bien les appareils orthopédiques aspirateurs, afin d'obtenir la mobilisation.

FURONCLES, ANTHRAX SIMPLES, PLAIES INFECTÉES, ABCÈS TUBÉREUX

Ils appartiennent tous au traitement par la ventouse. Les furoncles surtout sont amenés à la guérison très rapidement, sans douleur et généralement sans incision ; on enlève seulement la croûte ou la pellicule qui les recouvre, afin que le pus et les concrétions purulentes puissent s'écouler sous l'influence de l'aspiration.

Graisser les alentours du furoncle pendant la pose de la ventouse (3/4 d'heure) puis nettoyer à la benzine et mettre un pansement protecteur.

Les furoncles qui commencent sont amenés à la résorption par l'hypérémie aspiratrice (aspiration continuelle, sans douleur, avec une minime raréfaction d'air).

ADÉNITE

L'adénite guérit à l'aide du traitement par l'aspiration, avec ou sans le secours d'une ponction.

Jusqu'à complète guérison, le traitement par l'aspiration est appliqué une fois par jour au début et plus rarement par la suite (guérison sans cicatrice). Les furoncles dangereux de la face demandent une attention particulière ; on choisit des ventouses d'une forme pratique, s'adaptant bien ; éventuellement, on fait la ligature de la tête. Le traitement par la ventouse, employé à temps et correctement, protège contre la dangereuse extension des furoncles. Lorsque des cas, déjà arrivés à une période avancée, entrent en traitement, lorsque l'emploi des ventouses n'est plus possible, et que le danger de phyohémie menace, de plus grandes incisions sont parfois inévitables.

MASTITE

La mastite (surtout puerpérale) sera hypérémiée chaque jour 3/4 d'heure avec la ventouse pour le sein ; la malade tiendra elle-même la cloche aspiratrice qui entourera la poitrine ; l'aspiration n'amènera aucune douleur, mais seulement une hypérémie considérable qui fera écouler le lait. Quand elles sont récentes, les infiltrations ainsi circonscrites sont étouffées à leur début et disparaissent ; les plus anciennes se fondent et forment des abcès qu'on vide par une petite ponction, souvent très profonde, qui permet l'évacuation du pus. Aussitôt qu'on applique le traitement par l'aspiration, le pus s'écoule à flots au dehors, mélangé à beaucoup de sang. Chaque nouvel abcès sera seulement ponctionné, jamais ouvert par une large incision que marquerait par la suite une cicatrice.

Prompte guérison et diminution de la douleur, sans altération des tissus.

Seulement en cas de maladie de longue durée, ou de suppuration dans le mamelon, l'allaitement de l'enfant sera interrompu et repris dès que l'amélioration se manifestera. La ventouse ne supprimera pas l'emploi des autres aspirateurs spéciaux au lait, qui serviront à vider celui-ci. Le traitement de la mastite peut être ambulant.

PANARIS ET TOURNIOLES

Les cas nouveaux sont mis 3/4 d'heure journellement dans la ventouse du doigt ; entre-temps, on applique un pansement protecteur. Dans les cas graves, on fait, dans le foyer même de la suppuration, une ponction suivie de la méthode aspiratrice. On obtient la diminution de la douleur, la localisation de la suppuration ; rarement (même dans les formes osseuses) survient de la nécrose.

Au début des *panaris*, il est difficile d'atteindre une bonne hypérémie non douloureuse ; on observe soigneusement si l'infection ne s'étend pas aux gaines tendineuses, auquel cas la ventouse ne sert à rien.

PHLEGMON DES GAINES TENDINEUSES

Le but poursuivi est la guérison avec conservation des tendons, ce qui réussit toujours quand les phlegmons débutent, et ce qui réussit dans la moitié des cas quand la suppuration intéresse les gaines tendineuses. Tout dépendra donc de l'emploi précoce du traitement, si on a pu l'appliquer avant la nécrose des gaines. — Compression de 22 heures, avec 2 heures de repos, dans le but de diminuer l'œdème par l'élévation du membre.

Les premiers jours d'une thérapeutique attentive et méthodique décident des suites. Il en résultera une hypérémie très chaude avec un fort œdème.

Dans les cas débutants, on ligature sans ponction, mais aussitôt qu'on suppose l'existence du pus qui se produit régulièrement dans chaque cas bien net, on ouvre la gaine tendineuse avec plusieurs petites ponctions, et on exprime le pus. Les tendons doivent rester dans leurs gaines, les ligaments transverses des articulations ne sont jamais coupés. Dans les cas importants, on fera à l'avant-bras des ponctions juste assez grandes pour permettre l'écoulement du pus.

Après la ponction, nettoyage au sérum. — Le pus sera pressé avec précaution et s'écoulera, surtout à l'aide de mouvements passifs des doigts. Pas de tamponnement, pas d'immobilisation des doigts, mais des mouvements précoces pour prévenir l'oblitération des gaines. Chaque douleur opiniâtre, chaque induration, indiquent une nouvelle collection de pus que l'on cherchera avec soin et plus facilement à la fin du temps de repos. Après de grandes incisions, on applique, pendant 3 heures, un pansement compressif, puis on pose de nouveau la ligature. On ne diminue le temps de la striction qu'avec la chute de la fièvre.

Les tendons nécrosés ne sont pas éliminés de suite ;

l'écoulement montrera s'ils le sont totalement ou en partie. Seulement dans les cas récents, on observe une prompte chute de fièvre qui, dans les cas plus anciens, se produit lentement.

Souvent de suite après la suppression de la bande, survient une élévation de température (donc, ne pas interrompre trop tôt la méthode). Cette méthode ne sera pas conduite d'une façon ambulante, elle exige la plus grande attention. Chaque cas bien net sera soumis aux médecins qui auront des connaissances chirurgicales.

OSTÉOMYÉLITE AIGUË

Dans la toute première période, on ligature 22 heures, afin d'arrêter l'inflammation avant que le pus se forme. Ceci réussit dans beaucoup de cas, même si, dans la suite, la radiographie a donné des changements caractéristiques. — (Soigneux examen pendant la formation des abcès, éventuellement ponction exploratrice). — Pendant que ces abcès se forment, on fait de petites ponctions aux places favorables à l'écoulement du pus ; de grandes entailles sont réservées pour les cas où l'abcès, enveloppant l'os, on perd l'espoir d'une guérison sans séquestre.

La méthode hypérémique donne couramment, chez les enfants, une guérison sans nécrose ; en tous cas, même après les entailles, elle hâte la guérison, aide à l'élimination des petits séquestres, et protège contre les incidents coutumiers de la guérison dans les récidives d'ostéomyélite. On ne tamponnera jamais l'os ; dans les grandes incisions, on recoud la peau par quelques sutures, afin que l'os soit couvert. Si les articulations voisines tombent malades, celles-ci seront traitées comme les autres articulations à suppuration aiguë. Parfois des séquestres, constatés par la radiographie, guérissent avec la méthode de l'hypérémie ; généralement ils sont éliminés.

Pour l'ostéomyélite, la méthode par l'hypérémie doit être conduite par un médecin connaissant la chirurgie, et qui peut intervenir en cas de nécessité.

Les expériences, dans ce domaine, sont encore nouvelles, et demandent des observations complémentaires ; c'est pourquoi les opinions diffèrent, comme, par exemple, dans l'érysipèle.

ERYSIPÈLE

Ici, on constate seulement dans la moitié des cas une action favorable de la méthode hypérémique. La technique sera celle de toutes les infections aiguës ; les cas pris à leurs débuts, donneront les meilleurs résultats. On se gardera d'une trop forte striction qui, surtout dans l'érysipèle, amènerait la vésiculation de l'épiderme.

Il est important de mentionner que, sous l'action de l'hypérémie compressive, paraît parfois un pseudo érysipèle, occasionnellement aussi un réel érysipèle qui s'installe sans fièvre et qui disparaît rapidement, sans laisser de traces. On applique la méthode jusqu'à disparition de toute rougeur.

PARULIES, FISTULES DENTAIRES, PHLEGMONS DU PLANCHER DE LA BOUCHE. PAROTIDITES AIGUES

Les affections aiguës de la cavité buccale sont du

domaine de la ligature de la tête, qui, dans ces cas, sera maintenue 20 heures. Sitôt que la chute de la fièvre et le diminution de l'inflammation surviennent, la ligature posée pendant les heures de la journée, sera suffisante.

Chaque suppuration sera ponctionnée, aspirée par la ventouse pendant 3/4 d'heure, et traitée avec la bande compressive.

Les phlegmons du plancher de la bouche, bien circonscrits, rétrogradent avec la méthode compressive et une ponction. — Guérison laissant une petite cicatrice à peine apparente.

Avec la même méthode, *les fistules dentaires* ne doivent pas donner de cicatrices adhérentes à l'os.

Les parotidites, sous l'influence de la ligature de la tête, cessent rapidement d'être douloureuses.

Dans l'infection *métastatique*, on observe une fonte qui offre promptement le caractère d'un abcès froid et qui guérit vite après la ponction et l'aspiration.

OTITE MOYENNE

L'otite moyenne, dans sa période aiguë, est un des cas les plus favorables à la ligature de la tête. Avec 22 heures de striction, on combine dans chaque cas bien net, le paracentèse de la membrane du tympan, aussitôt qu'on suppose le pus collecté derrière ; outre cela, on pratique la ponction des abcès qui se forment à l'apophyse musculaire. (Surveiller le pus intramusculaire).

Pour le traitement des *mastoïdites suppurées*, on observe les mêmes règles que pour les ostéomyélites aiguës des autres os. — Il faut éviter la nécrose.

Après la guérison, on recommande de continuer le traitement journellement pendant 2 à 3 semaines. Il est important qu'un spécialiste le surveille. De même que les cas tout à fait aigus, les rechutes aiguës d'une ancienne otite s'améliorent par la méthode déjà décrite.

Les cas purement chroniques, surtout les scléroses, processus de calcification, les choléostéatomes disparaissent après comme avant ; de même que les suppurations de l'otite, les inflammations des cavités accessoires du nez sont favorablement traitées, dans les périodes aiguës, par la ligature de la tête.

COMPRESSION PROPHYLACTIQUE

Avant la manifestation de l'infection, la compression prophylactique a une importance énorme dans un grand nombre de cas, surtout dans ceux des blessures. Elle empêche l'infection, appréhendée dans les blessures septiques (surtout si les tendons sont coupés), dans les fractures compliquées etc. Dans ces cas là, il va sans dire qu'on ligature souvent sans indications spéciales, mais aussi sans dommage. Dans les *plaies septiques*, on peut essayer d'abord de suturer les tendons et de recoudre la peau par-dessus. La technique sera la même que dans les suppurations aiguës. Aussitôt que la période critique est passée, on diminue le temps de la compression.

ARTICULATIONS TUBERCULEUSES

Toutes les formes de la tuberculose chirurgicale sont traitées par l'hypérémie passive (ligature, aspiration), jamais par l'air chaud. Règle principale : on ligaturera les affections tuberculeuses pendant peu de temps (une fois 1 heure, ou 1 fois 2 à 3 heures ou 2 à 3 fois 1 heure par jour). On fait une exception à cette règle dans le cas où le processus a un caractère d'inflammation aiguë, et dans le cas d'infection par association microbienne si la fièvre se montre. Alors on prolongera la durée d'application du traitement.

Ce traitement est à employer dans chaque période de la tuberculose des articulations (fistules, abcès froids, points osseux n'opposant pas d'obstacles à la radiographie). L'expérience a montré que les formes les plus graves peuvent être guéries sous l'influence d'une thérapeutique hypérémique conséquente et nette.

Ce traitement dure très longtemps et c'est pourquoi il n'est pas indiqué pour les cas graves de tuberculose générale (dégérescence, amyloïde, etc.). Il est également contre-indiqué si l'on croit obtenir en peu de temps, avec la résection de l'articulation, un résultat équivalent. Ainsi, il ne faut pas ligaturer une tuberculose de l'articulation du genou déjà avancée, s'il existe une raideur osseuse à une place désavantageuse, ou l'ankylose de la rotule avec la cuisse, ou une grave subluxation; dans ces cas on terminera le traitement par une résection.

On agit tout autrement avec les articulations dont la fonction peut encore être sauvée. Même un minimum de mobilité, (par exemple dans le coude), laisse l'espoir d'une guérison mobile; quand la contraction douloureuse a disparu sous l'action de l'hypérémie, on essaye des mouvements prudents.

Seules des articulations extrêmement douloureuses sont momentanément immobilisées; toutes les autres seulement étendues et, aussitôt que possible, activement et passivement bougées. — Ces mouvements sont pratiqués avec ménagement; il n'est pas question de gymnastique. Des mouvements forcés ou même des lésions des articulations conduisent à l'aggravation immédiate. Sitôt que des abcès froids se dessinent à côté d'une articulation tuberculeuse, ils sont ouverts aseptiquement et pressés (jamais grattés, ni drainés, ni tamponnés). On couvre aseptiquement, on continue la méthode compressive et, en plus, on traite la fistule de l'abcès, journellement 3/4 d'heure [illegible] la ventouse. (Si l'on comprime le matin, on pose la ventouse dans l'après-midi *et vice versa*).

Dès que l'on atteint la suppression de la douleur, la main, le bras, peuvent exécuter quelques mouvements, ou bien les patients peuvent soulever le pied malade, soit soutenus, soit à l'aide de béquilles. Dans les cas bénins de l'articulation du pied, dont la guérison est en bonne voie, on met le membre dans une gouttière, facile à ôter qui, pendant la marche, le soutient suffisamment.

Quand l'état inflammatoire diminué, le dégonflement, le durcissement des parties fongueuses, le retour des contours normaux, la guérison des abcès ponctionnés, le retour fonctionnel, sont les preuves d'une bonne compression bien conduite.

Comme dans les cas décrits plus haut, les articulations ainsi traitées, perdent l'aspect caractéristique de la tuberculose ; on est surpris de la mobilité obtenue, contrairement à l'ankylose, habituelle et définitive. On ne conseille pas de combiner la méthode avec d'autres remèdes, principalement avec les antiseptiques. Tout au plus conseillons-nous un bain chaud du membre, durée de 1/4 d'heure, juste avant la striction ; cela provoquera le développement d'une hypérémie chaude dans des cas où on ne l'obtiendrait que difficilement. Des séquestres s'éliminent par les fistules. Beaucoup de tuberculoses peuvent se traiter d'une façon ambulante.

Plus tard, notre but sera d'apprendre à chaque malade (aux plus intelligents) le traitement, afin qu'il puisse appliquer lui-même ou faire appliquer par son entourage la méthode de la bande ou de la ventouse. On attirera l'attention sur la durée du traitement qui se prolongera souvent des mois, une année et même plus. Quand il en possède la technique, on le surveille de temps à autre. La forme hydropique de la tuberculose de l'articulation (synovie) ne réagit souvent pas sous la striction. Alors on choisit entre la ponction et l'injection de glycérine iodoformée.

SPINA VENTOSA

La tuberculose osseuse des diaphyses peut être traitée comme la tuberculose articulaire par la bande compressive ou mieux encore par la ventouse pour la main (fig. 8). Les abcès froids sont ponctionnés et pansés aseptiquement. La pose de la ventouse durera 3/4 d'heure (prescription comme ci-dessus).

TUBERCULOSE DES GLANDES ET TUBERCULOSE DES PARTIES MOLLES

Les tumeurs des ganglions lymphatiques ne sont pas susceptibles d'être uniquement soumises à la striction ; elles tombent dans les cas traités par la ponction et l'aspiration, tout comme les abcès para-articulaires. — Il en sera de même pour les abcès des parties molles, même quand ce seront des abcès migrateurs, provenant d'un foyer osseux difficilement accessible (par ex. spondilitis).

Ici on trangressera avec la règle, qu'un abcès tuberculeux sous-cutané ne doit pas être transformé en suppuration ouverte. Dans ce cas, cela n'offre aucun danger, si on observe, dans la suite, la méthode hypérémique avec un bon pansement de la plaie. — On voit la suppuration céder relativement vite, la sécrétion devenir séreuse et se tarir finalement. Les granulations prennent rapidement un aspect rouge et perdent la caractéristique de la tuberculose. Quand la guérison est en voie de progrès, on ne pose la ventouse que 2 ou 3 fois par semaine.

TUBERCULOSE DE LA GAINE DES TENDONS ET HYGROMA

Généralement la bande compressive vient à bout de la tuberculose des gaines, des tendons à forme fongueuse ; en cas de forme hydropique, on incise, afin que les épanchements et les grains riziformes puissent se vider ; par exemple, la technique pour l'ouverture de ces kystes du côté des fléchisseurs de l'articulation est la suivante : sous l'anesthésie, on ponctionne l'hygroma sur une longueur de 2 centimètres, tout près et au-dessus de l'articulation de la main, entre les tendons de l'avant-bras. On presse soigneusement au dehors les grains riziformes et on panse aseptiquement. On fera, journellement, pendant 2 heures, l'hypérémie par la bande compressive. L'évacuation de ces poches synoviales sera renouvelée dans certains cas.

TUBERCULOSE TESTICULAIRE

La tuberculose testiculaire peut être traitée par la méthode de la bande compressive. On ligature, chaque jour, 3 heures environ avec la technique décrite ci-dessus. Pendant ce temps, les patients pourront marcher en portant un suspensoir bien rembourré. Grâce à une bonne technique, les douleurs cessent promptement, les indurations se transforment en noyaux cicatriciels ou expulsent des ramollissements caséeux sous forme d'abcès froids. Ceux-ci peuvent être incisés.

Les formes fistuleuses seront traitées de même, avec des bains de siège et en mettant un pansement aseptique dans le suspensoir. Le traitement est surtout efficace dans les cas doubles et évite une opération. (En plus de la méthode ordinaire, bains de mer etc.).

TUOVAGINITE CRÉPITANTE

On la traite avec la compression journellement 2 fois 1 heure ou 1 fois 1 heure par le bain d'air chaud dans la boîte à air chaud. Ici on évitera des positions immobilisatrices avec des attelles, même si on défend sévèrement tout travail avec le bras malade. Après la disparition des symptômes, le traitement sera continué encore 8 jours et plus longtemps par crainte de récidive dans les cas chroniques.

SYNOVITE DU GENOU

Les épanchements séreux ou sanguins survenus dans l'articulation du genou par traumatisme sont amenés à la résorption par la boîte à air chaud. — On chauffe journellement 3/4 d'heure ; entre temps, dans les cas nouveaux, on ordonne le repos au lit, sans immobilisation de l'articulation et des mouvements prudents. Quand le mieux se maintient régulièrement, on laisse le malade se lever, tout en le surveillant. Les cas anciens demandent un traitement plus long ; souvent on s'aide de la ponction, suivie du traitement de la boîte à air chaud.

RHUMATISMES MUSCULAIRES, ARTHRITES RHUMATISANTES ET CRÉPITANTES

Traitement quotidien, 1 fois 1 heure avec ou sans massage.

Le *lumbago* sera traité dans la boîte à air chaud (n° II). Les malades éprouvent un soulagement immédiat ; les rhumatisants chroniques ne tardent pas à apprécier la boîte à air chaud qu'ils se procurent et emploient eux-mêmes en cas de récidive. (Ne pas interrompre trop tôt le traitement).

Les raideurs articulaires chroniques, arthrites rhumatismales et traumatiques déformantes et les états secon-

daires des infections articulaires sont du domaine du traitement par la boîte à air chaud. — Chauffage journalier, 1 fois 3/4 d'heure. — En dehors de cela, les grands appareils orthopédiques d'aspiration agissent remarquablement par l'hypérémie et une mobilisation sans fatigue. Il est surtout important de poser en principe que jamais ces articulations, même douloureuses, ne doivent être traitées par l'immobilisation, sous peine de renoncer finalement à la mobilité ou de recourir aux ruptures forcées ; la mobilisation dans les appareils aspirateurs, doit être modérée, jamais fatigante. Dans les cas anciens, on obtient au moins de l'amélioration, même si une disposition aux rechutes exige de nombreux recours à la méthode.

Dans des maladies à caractère progressif (*malum coxæ senile*), le traitement procure du soulagement et en arrête le cours.

La méthode par la chaleur est conseillée pour les pieds plats. On emploiera la boîte à air chaud pour les reins, avec les exercices de gymnastique ordonnés dans la scoliose.

FRACTURES, ÉPANCHEMENTS SANGUINS

La guérison de certaines fractures *distorsio pedis*, d'épanchements de sang, seront favorablement hâtés par la chaleur.

Par exemple, une fracture réduite du radius est placée dans des attelles et, le 8me jour, on commence le traitement par la boîte à air chaud. Ainsi, les fractures des articulations sont préservées de l'ankylose, de même que les fractures des malléoles qu'on laisse généralement 1 semaine 1/2 dans un appareil plâtré qui, enlevé facilement, permettra l'emploi quotidien du traitement d'air chaud (1 heure), ainsi que des mouvements passifs. Après les autres fractures, on combine le massage des muscles avec la douche d'air chaud ; on agit de même pour l'épanchement sanguin, jusqu'à ce que l'on ait obtenu une prompte résorption.

ŒDÈMES CHRONIQUES, VARICES, ULCÈRES VARIQUEUX

Les divers troubles de la circulation dans les extrémités inférieures, sont très améliorés par la boîte à air chaud, grâce à l'accélération du courant sanguin.

Pour l'*œdème* on conseille des séances de 1/2 d'heure et 3/4 d'heure. (Dans les phlébites récentes, il ne sera jamais employé de chaleur, afin de ne pas détacher les caillots).

Dans les *varices*, les formes qui se prêtent le mieux au traitement, sont celles que décèle une couleur bleue des jambes dans le traitement par la bande compressive, due à une extension capillaire avec stagnation du sang : les grandes varicosités seront mieux traitées par une opération.

Une chaleur modérée pour les *ulcères persistants* (seulement 30 minutes à 70 degrés) aide au traitement usuel et provoque l'épidermisation.

SCIATIQUES, NÉVRALGIE DU TRIJUMEAU

Elles ne devraient jamais être traitées par la résection ou l'élongation des nerfs, avant d'avoir cherché la guérison par la douche à air chaud que le malade dirige lui-même pendant la séance journalière du traitement, (durée de 1/2 heure, répétée 2 fois dans les cas graves). Parfois, pendant un léger massage, le malade appliquera le courant d'air chaud. — Quelques cas s'améliorent dès la première séance ; le degré de chaleur pourra augmenter, tant qu'il sera supportable. Dans les cas chroniques, on n'interrompra pas trop rapidement le traitement.

GELURES, GANGRÈNES SÉNILES ET DIABÉTIQUES

Tout en continuant le traitement ordinaire, les gangrènes séniles et diabétiques, les gelures, seront traitées avec prudence dans la boîte à air chaud. Cela amènera une rapide décroissance du processus et limitera la nécrose ; dans les *gelures*, les douleurs et les malaises disparaissent rapidement.

Dans la *gangrène* sénile et diabétique, la circulation inférieure est vivement activée et la maladie circonscrite.

La thérapeutique opératoire dans les cas progressifs, ne souffre aucune modification. Pour la *gangrène*, traitée par la boîte à air chaud, on ordonne la plus extrême prudence, et la plus soigneuse position dans la boîte à air chaud. (Au début, 70 degrés 10 minutes). Chaque brûlure agirait contrairement à l'effet désiré.

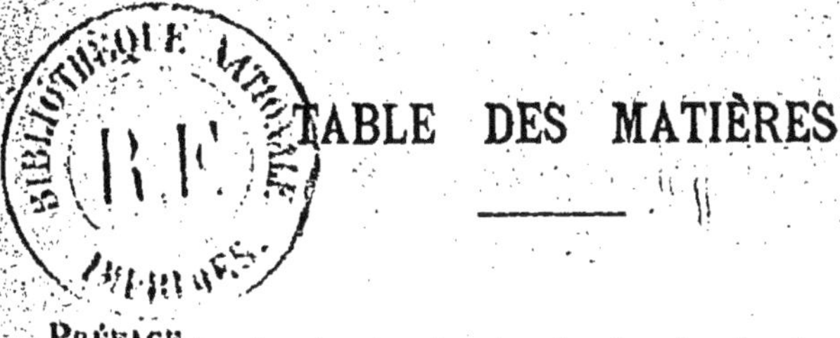

TABLE DES MATIÈRES

CHAPITRE II

Exemples spéciaux de l'application de l'hypérémie

Imp. J. Bellin à Montdidier.

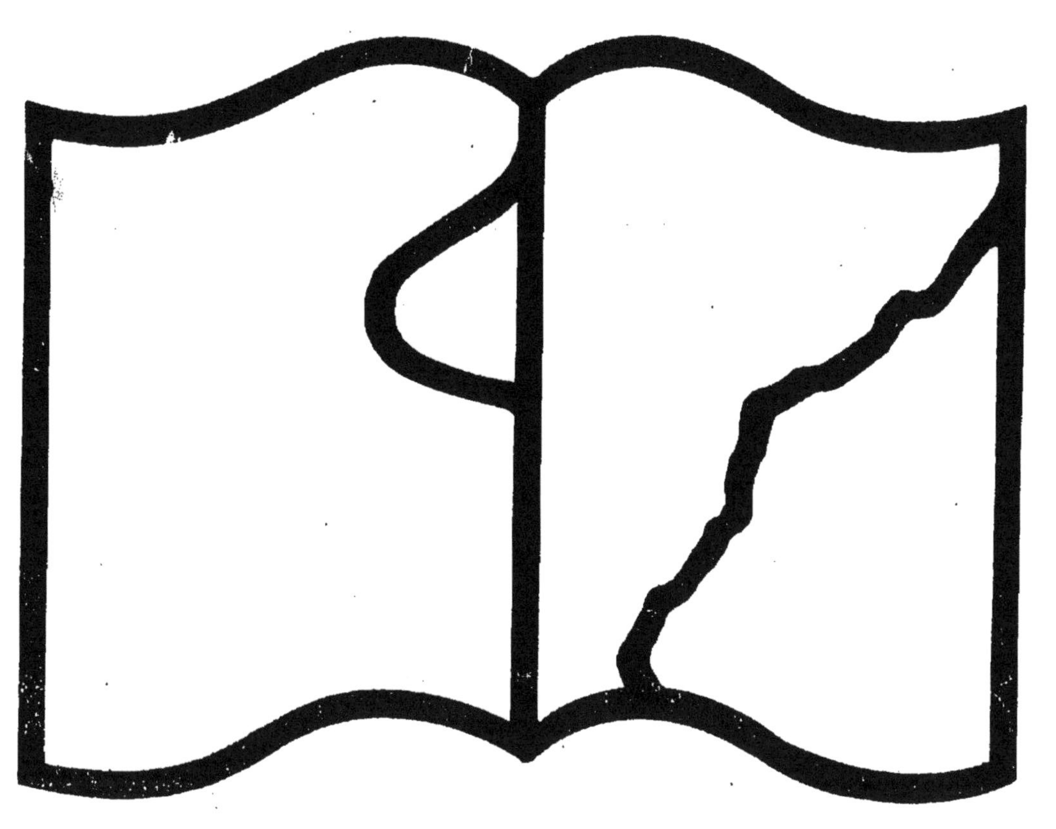

Texte détérioré — reliure défectueuse

NF Z 43-120-11

www.ingramcontent.com/pod-product-compliance
Ingram Content Group UK Ltd.
Pitfield, Milton Keynes, MK11 3LW, UK
UKHW021123230726
13926UKWH00002B/611